Katangi-tangi!

Aklat para sa mga Batang may mga Pambihirang Sakit

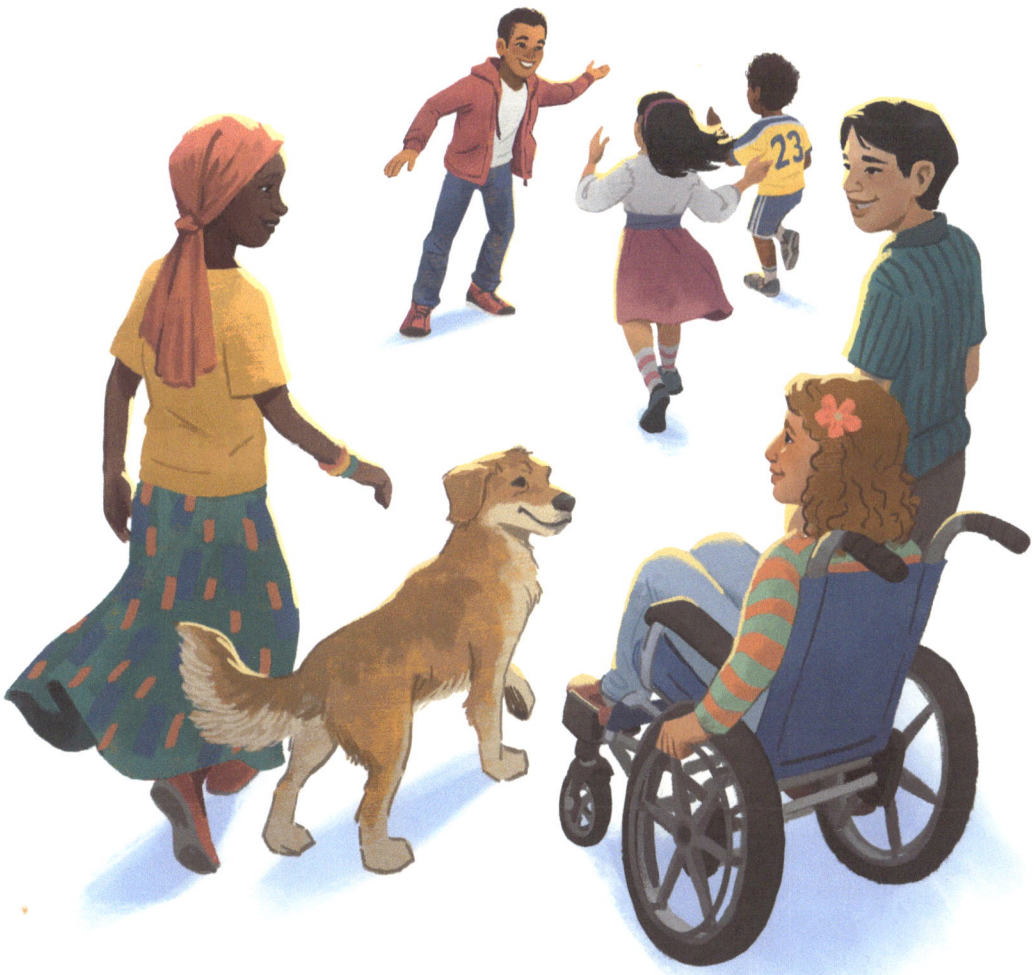

Ni **Evren** at **Kara Ayik**

Isinalarawan ni **Ian Dale**

Ang aklat na ito ay inaalay sa lahat ng mga bata

sa buong mundo na may pambihirang sakit

at sa mga bata na may pambihirang sakit na

natapos ang kanilang paglalakbay sa lupa.

Tayo ay isang pamilya.

Pagsasalin mula sa Ingles patungo sa Tagalog ni Royze Cachero, Program Manager of the Pediatric and Rare Liver Disease Department at Global Liver Institute.

KATANGI-TANGI!
Aklat para sa mga Batang may mga Pambihirang Sakit
Inilathala ni Kara A. Ayik

www.rarediseasebookforkids.com

Teksto © 2021 Evren & Kara Ayik
Mga Guhit © 2021 Ian Dale

ISBN (Paperback): 979-8-9868011-4-8
ISBN (Hardcover): 979-8-9868011-3-1

Edisyon ng Tagalog 2023

Kumusta! Ang pangalan ko ay si Evren, at isinulat namin ng aking ina ang aklat na ito para sa iyo.

Ikaw at ako ay napaka-espesyal na tao. Walang ibang tao sa mundo na eksaktong katulad mo o katulad ko. Kahit na kapangalan o kamukha mo ang isang tao, walang sinuman ang eksaktong kapareho mo. Ang bawat tao sa mundo ay may natatanging *pagkakakilanlan*.

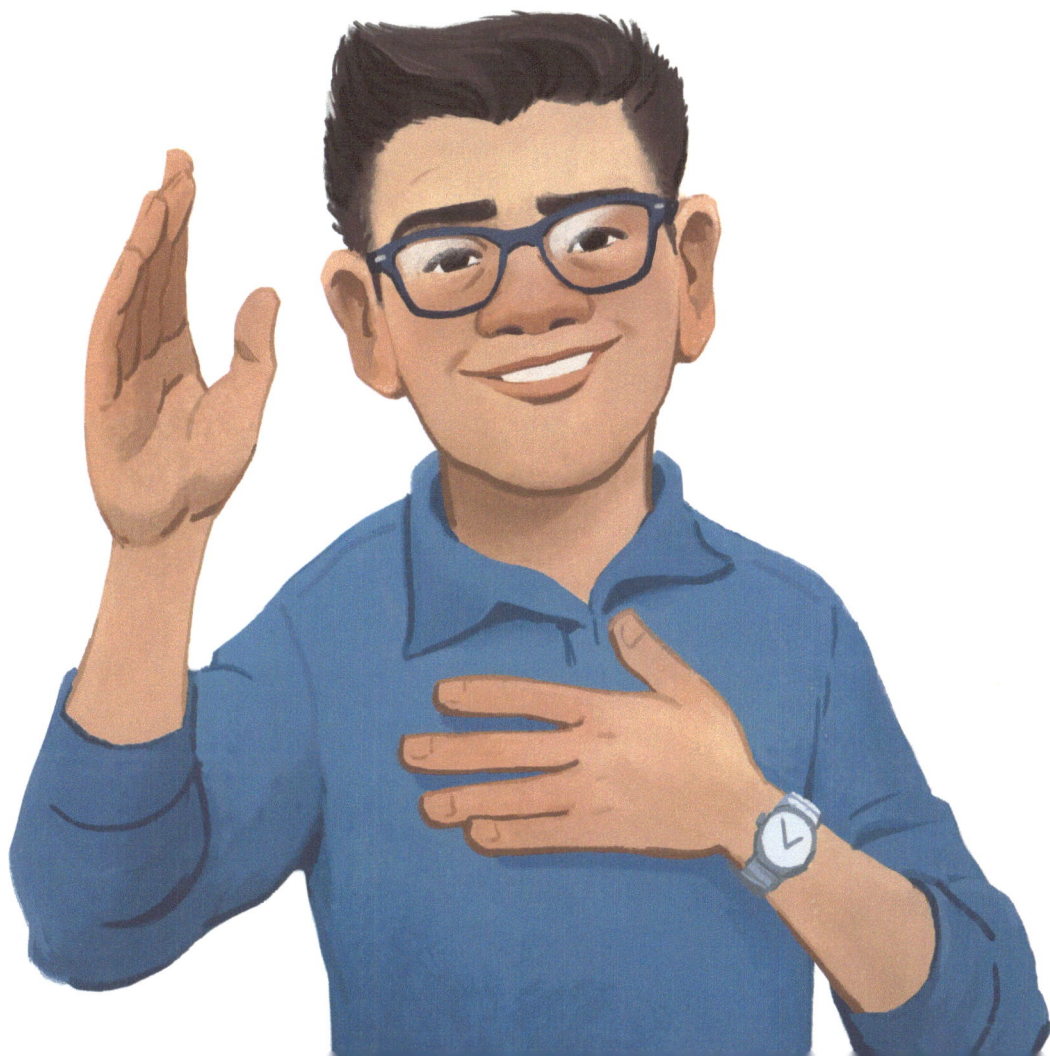

Ang pagkakakilanlan ay kung ano ang humuhubog sa *akin* na maging ako at kung ano ang humuhubog na maging *ikaw*. Ang mga pagkakakilanlan ay gawa sa maraming piraso, tulad ng isang palaisipan. Ang palaisipan ay gawa sa maraming iba't ibang piraso ng lahat na konektado upang lumikha ng isang kahanga-hangang larawan.

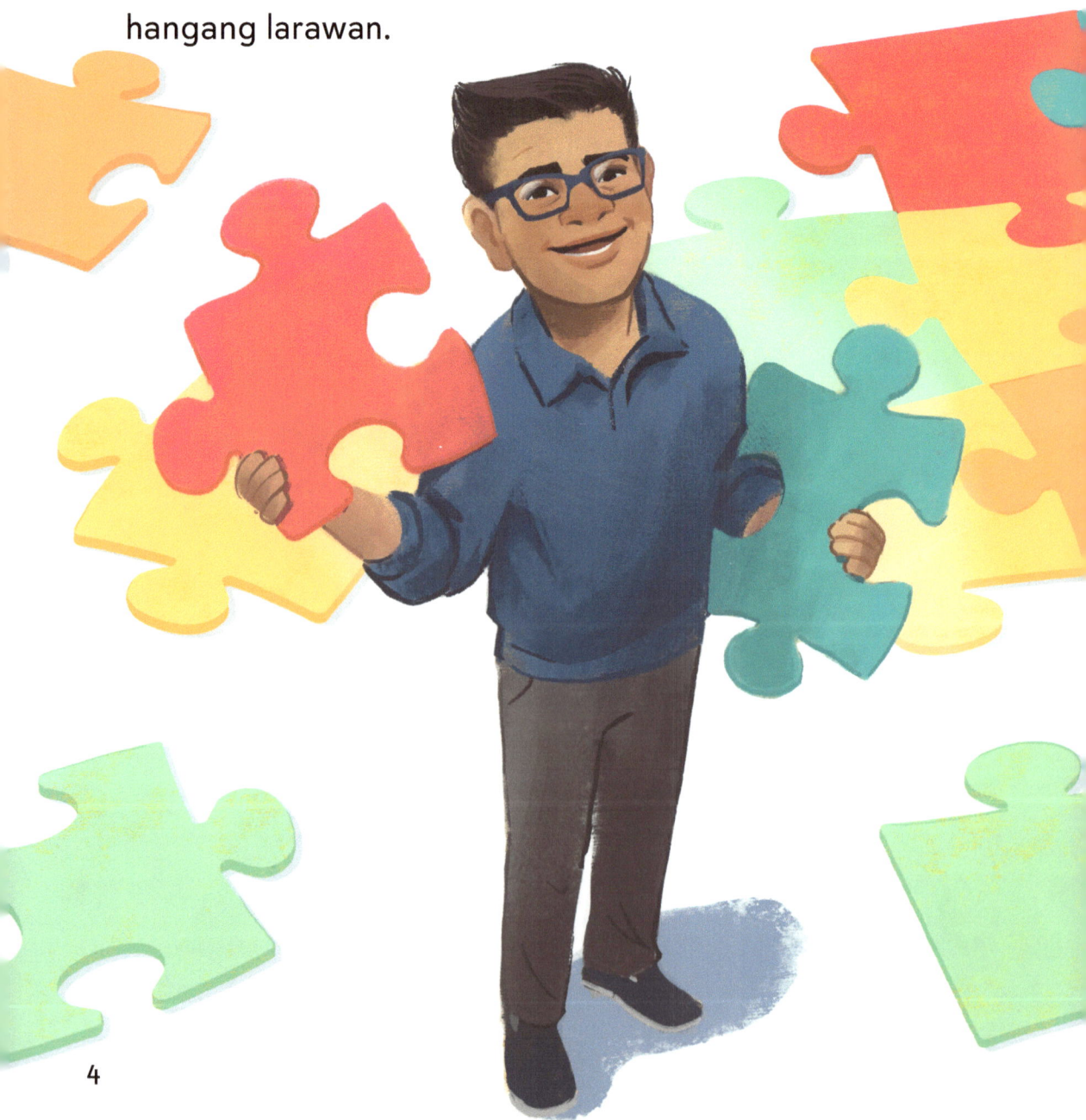

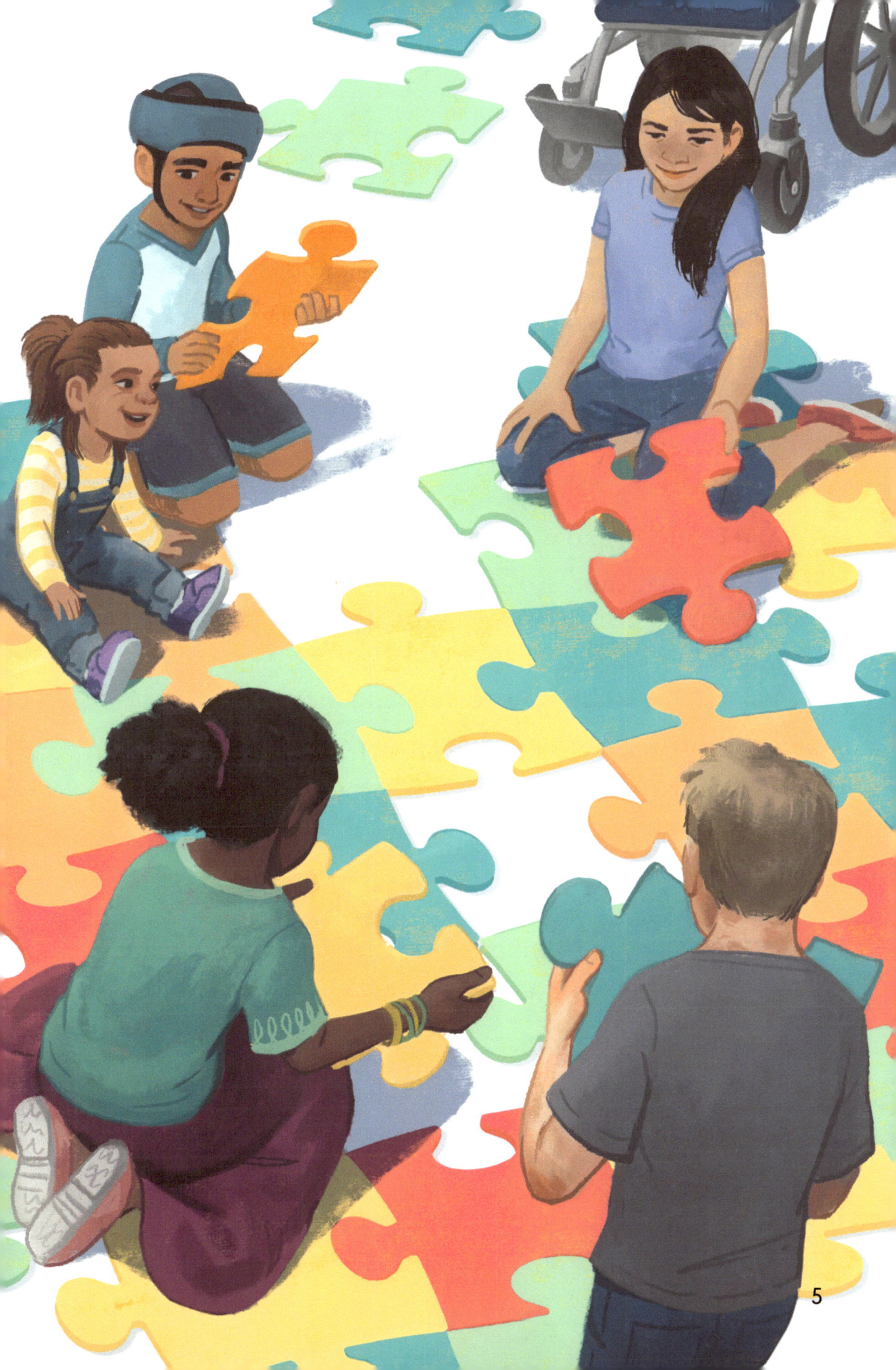

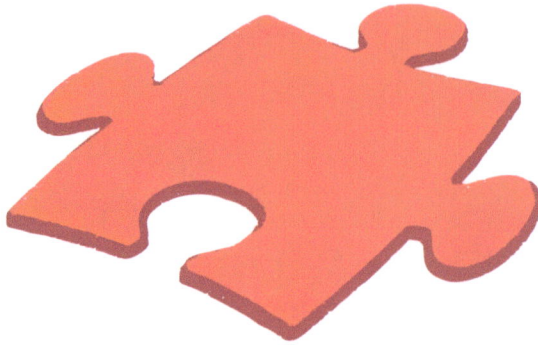

Ang isang piraso ng ating pagkakakilanlan ay ang ating *pagkatao*.

Tahimik ka ba at masayahin tulad ko? O ikaw ba ay maingay at aktibo? Gusto mo bang magbasa ng mga aklat o mangolekta ng mga sticker? Nasisiyahan ka ba sa Isports, paggawa ng mga proyektong sining, o pakikinig sa musika?

Ang gusto natin at kung paano natin ipahayag ang ating sarili ay mga bahagi ng ating pagkatao. Tulad ng isa pang palaisipan, ang ating pagkatao ay gawa rin sa mga natatanging piraso, at ang mga piraso na ito ay tinatawag na mga *katangian*. Ang pagiging nakakatawa o mahiyain o aktibo ay mga halimbawa ng mga katangian ng pagkatao.

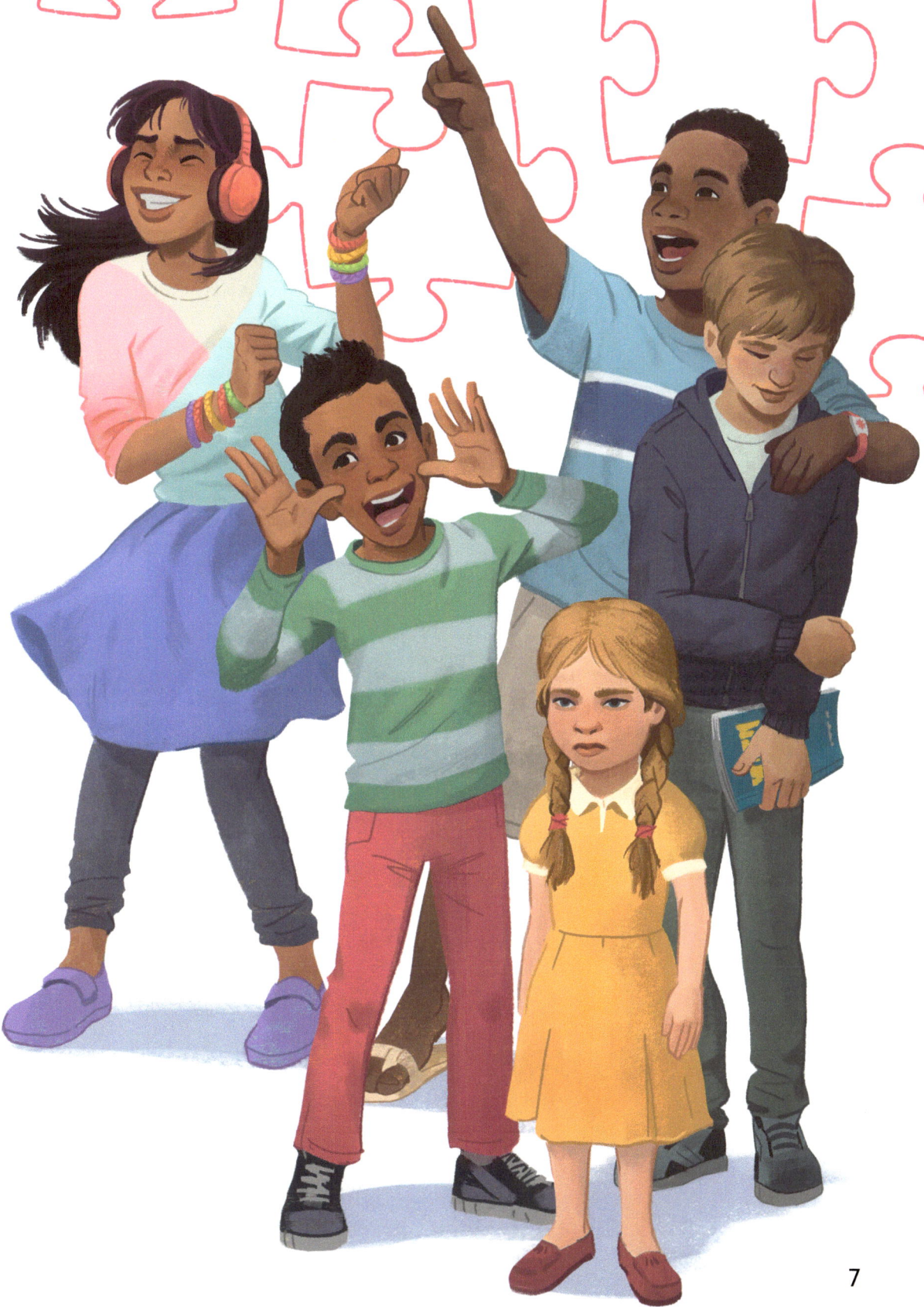

Higit pang mga piraso ng ating pagkakakilanlan ay kinabibilangan ng ating mga talento o kakayahan, na tinatawag kong *mga talento*. Minsan hindi natin alam kung ano ang ating mga talento, ngunit lahat ay mayroon nito, at ikaw ay may ganito din. Maaaring matagal bago matuklasan kung ano ang iyong mga talento, bagama't maaaring alam mo na ang ilan sa mga ito.

Ikaw ba ay artista o mang-aawit? Mukhang gusto ka ba talaga ng mga hayop o maliliit na bata? Ikaw ba ay mahusay na mag-aaral? Isa sa aking talento ay mayroon akong mahusay na imahinasyon, at sinasabi sa akin ng mga tao na ako ay mabait!

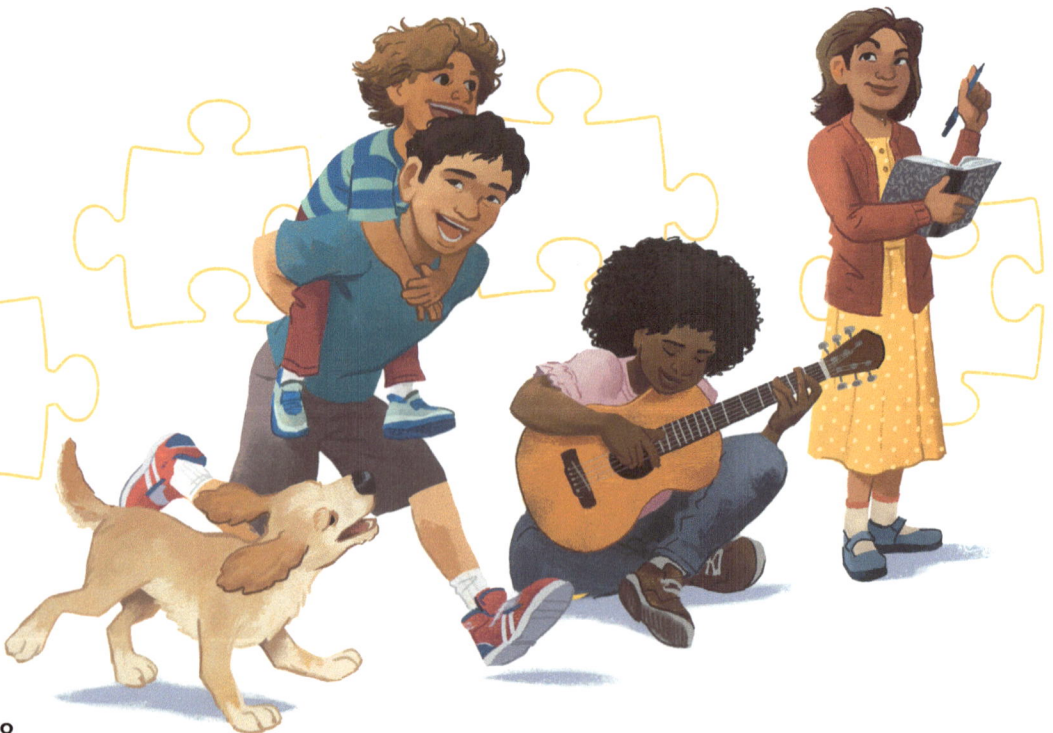

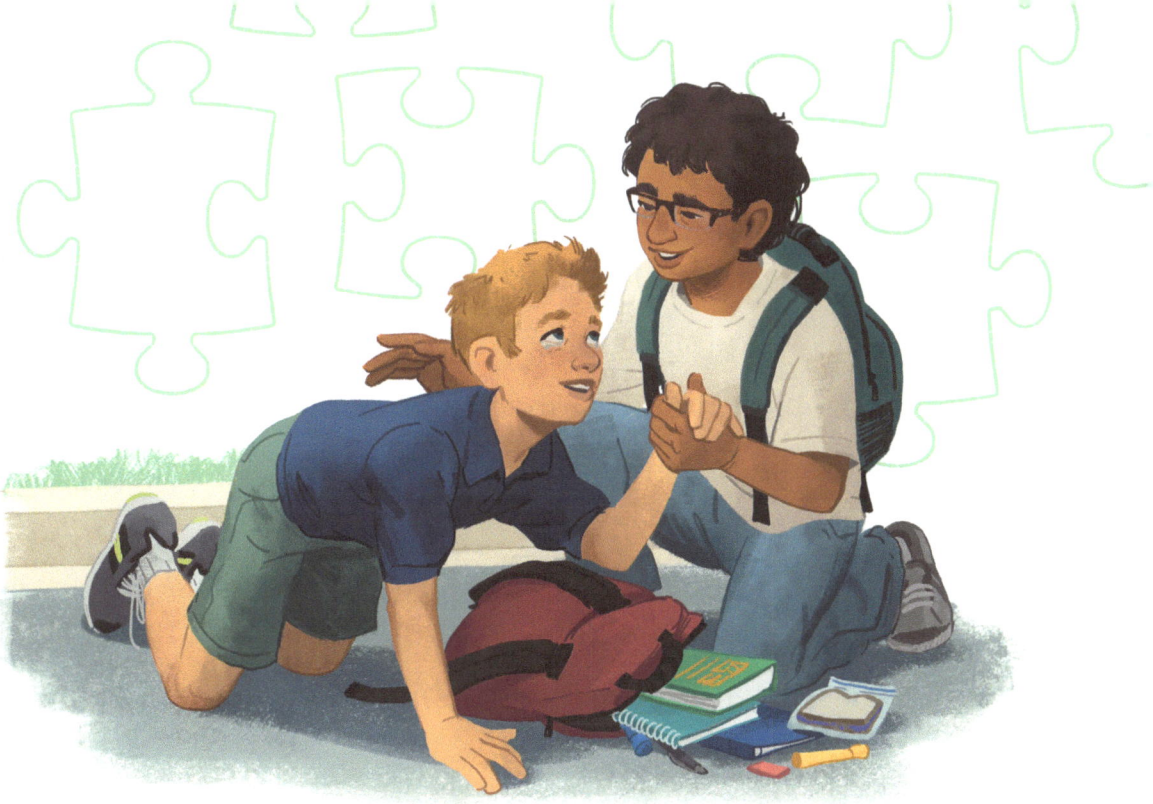

Ang iba pang mga piraso ng ating pagkakakilanlan ay ang ating mga *katangian ng karakter*. Ang mga katangian ng karakter ay ang mga tinig ng ating puso at isipan bago kumilos, o kumilos sa mga paraan na ginagawa natin. Minsan ipinanganak tayo na may mga katangian ng karakter, ngunit maaari rin nating matutunan ang mga ito mula sa ating mga pamilya, guro, o karanasan.

Tatlo sa aking mga katangian ay pagiging matiyaga, mabait at matapat. Ang mga katangiang ito ang tumutulong sa aking pagpapasya sa aking mga sinasabi at ginagawa, tulad ng palaging nag-aalok upang matulungan ang iba at hindi kailanman kumukuha ng anumang bagay na hindi sa akin.

9

Ang paraan ng pagtingin natin sa labas ay bahagi ng ating pagkakakilanlan. Walang ibang tao sa mundo na eksaktong kamukha mo. Kahit na mayroon kang magkaparehong kambal, magkakaroon ng maliit na pagkakaiba sa inyong *hitsura*.

Ang aking buhok ay maitim na kayumanggi, at ang aking mga mata ay hazel. Makapal at maitim ang aking mga pilikmata at kilay. Ano ang hitsura mo? Mayroon ka bang pulang buhok o itim na buhok? Siguro ang iyong mga mata ay kayumanggi? O asul?

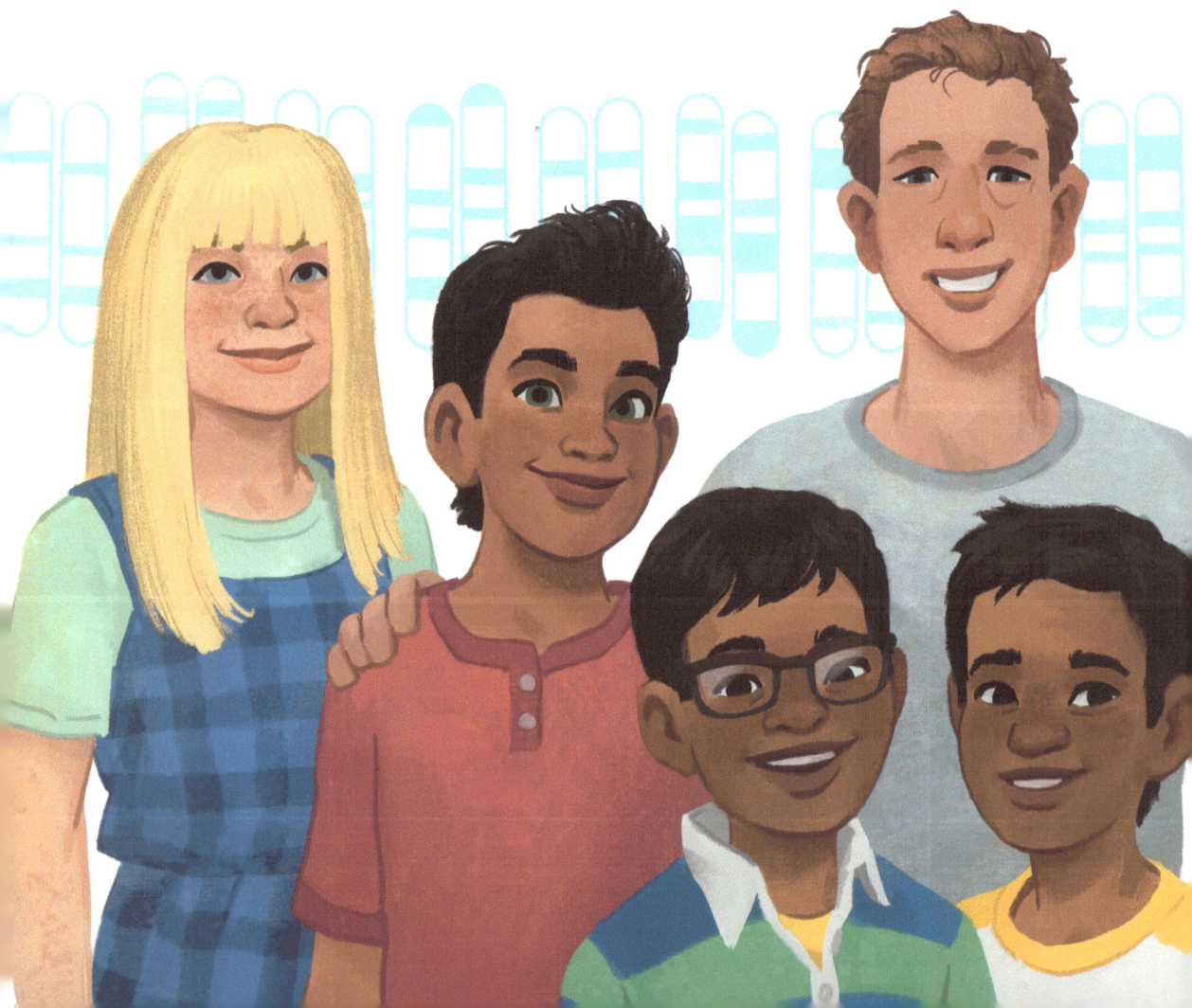

Naisip mo na ba kung bakit iba ang hitsura nating lahat?

Ang ating mga gene, o ang mga tagubilin na nagsasabi sa ating mga katawan sa kung ano ang dapat nating hitsura at kung paano dapat gumana ang ating mga katawan, ay magkakaiba rin. Alam mo bang walang tao sa mundo ang may kaparehong mga fingerprint kagaya mo? Ito ay dahil ang ating mga gene at pag-unlad ng ating mga katawan ay nagsisimula bago tayo ipanganak.

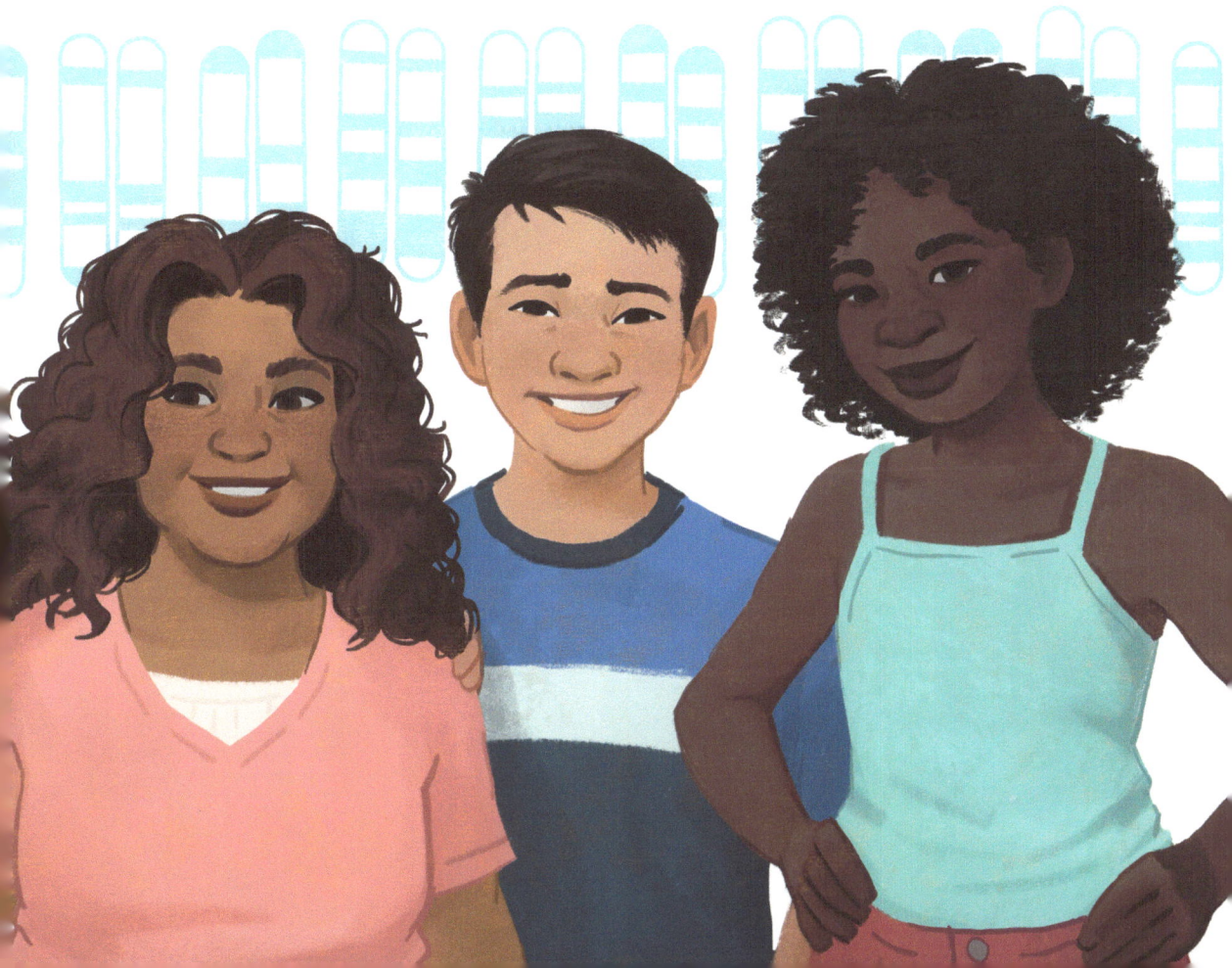

Kung minsan, binabago ng ating mga gene ang mga tagubilin na karaniwang sinusunod ng ating mga katawan, at iyon ang dahilan kung bakit ang ilan sa atin ay may pambihirang sakit. Konting tao lamang sa mundo ang may pambihirang sakit. Mayroong maraming iba't ibang sakit na itinuturing na bihira. Ang aking pambihirang sakit ay tinatawag na ASMD (Acid Sphingomyelinase Deficiency), at ang pagkakaroon ng ASMD ay nagpapahirap sa aking katawan na masira ang isang uri ng taba.

Ano ang iyong pambihirang sakit? Maaari mo bang bigkasin ito nang tama at ipaliwanag ito gamit ang mga simpleng salita?

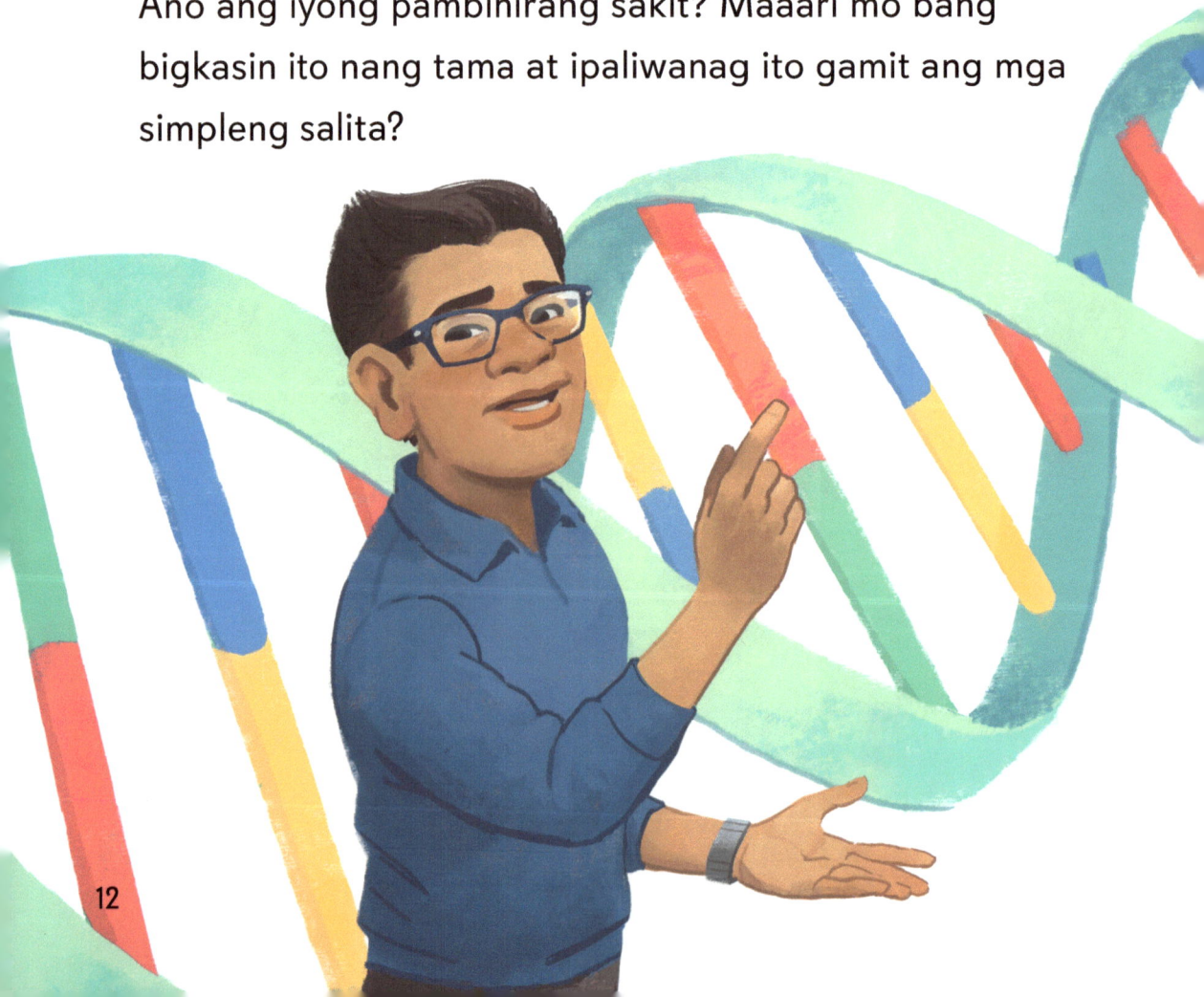

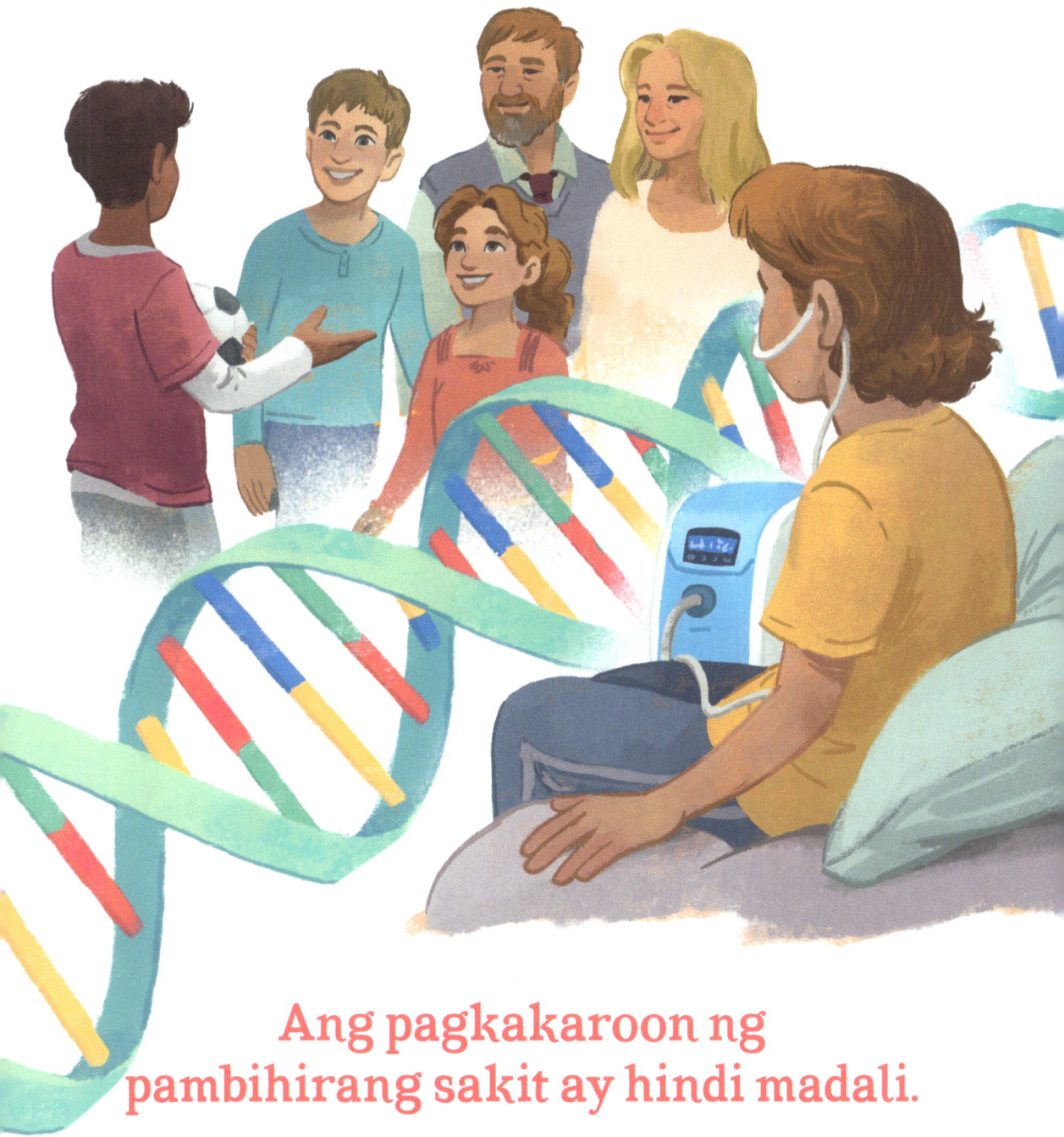

Ang pagkakaroon ng pambihirang sakit ay hindi madali.

Minsan, wala sa pamilya natin ang may katulad na pambihirang sakit, at walang tayong kakilala na may katulad rin nito. Maaari itong maging malungkot. Maaari mong maramdam na parang walang sinuman sa mundo ang talagang nakakaintindi kung ano ang buhay para sa iyo.

Minsan, ang ating pambihirang sakit ay nagpapagana ng kakaiba sa ating katawan, kaya kailangan natin ng mga tool na makakatulong sa ating katawan na gumana nang mas mahusay tulad ng mga baso, pantulong sa pandinig, walker, oxygen (hangin para sa paghinga), o wheelchair.

Maaaring kailanganin din natin ang iba't ibang uri ng mga gamot tulad ng mga likido o tabletas, injection, at infusion. Ang ilang mga bata ay gugugol ng oras sa ospital.

Noong lumalaki ako, kailangan ko ng baso, mga gamot tulad ng mga tabletas at bitamina, at pisikal na therapy upang gawing mas nababaluktot ang aking mga braso at binti. Kadalasan, kailangan kong pumunta sa doktor para sa mga appointment at medikal na pagsusuri. Hindi ko talaga gusto iyon. Ayokong lumiban sa pag-aaral, at hindi ko gustong tusukan ng mga karayom kapag kailangan ko ng pagsusuri sa dugo.

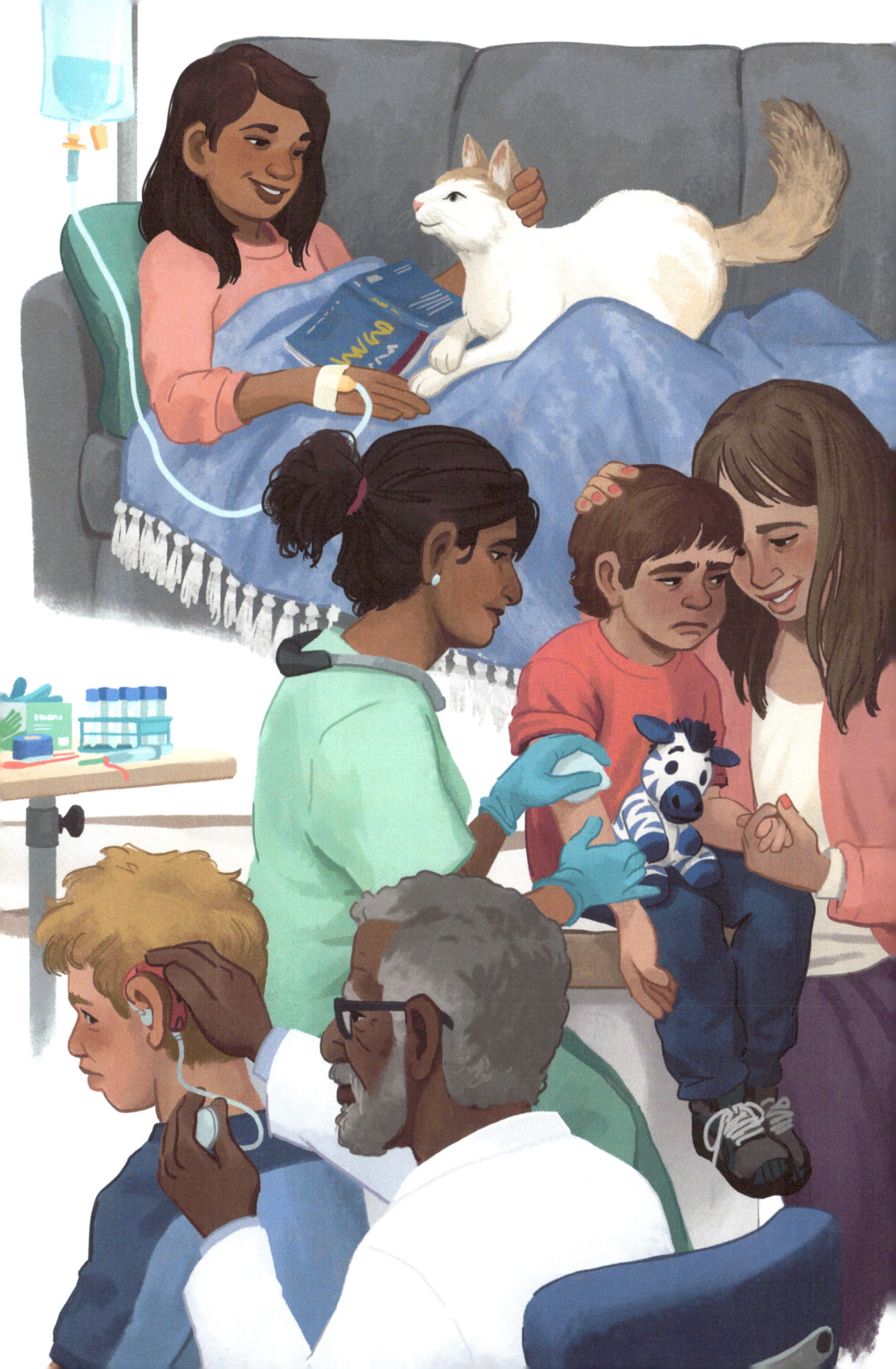

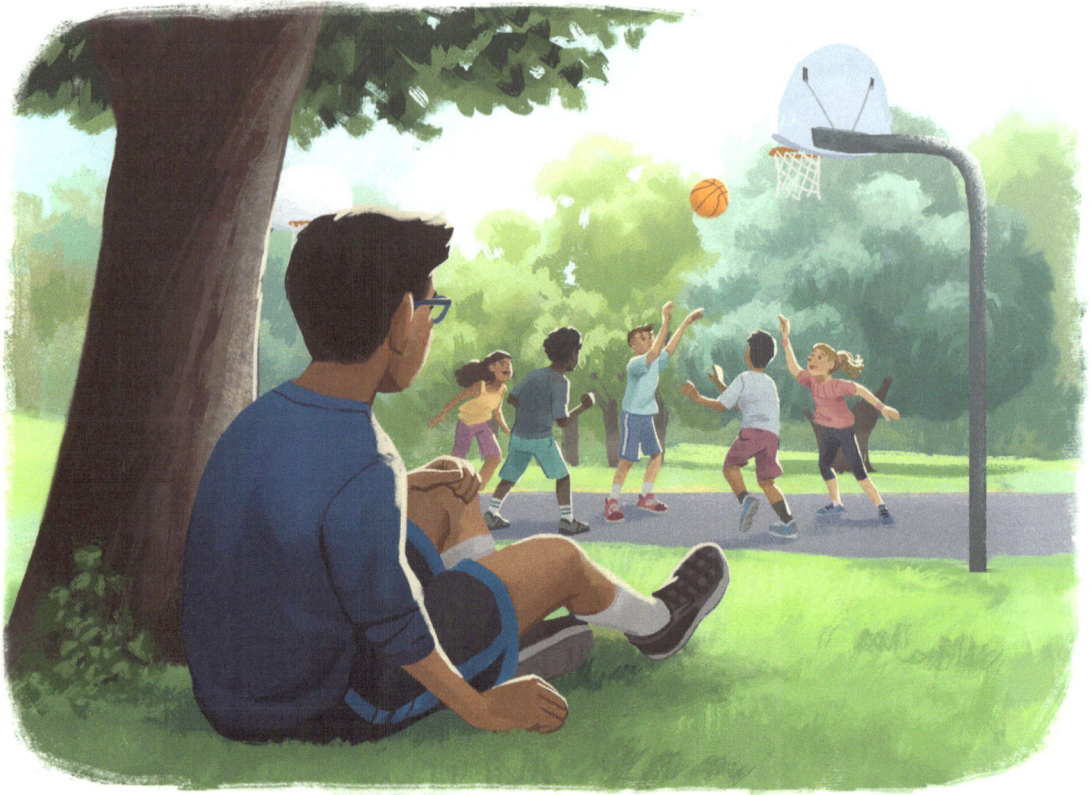

Ang pangangailangan sa mga tool, pagsusuri, at pagbisita sa klinika ay maaaring maging nakakabigo. May mga oras na maaari nating hilingin na hindi natin kailangan ng anumang bagay upang gawing mas mahusay ang ating katawan. Maaari nating hilingin na tayo ay katulad ng iba mga bata na walang bihirang sakit, katulad ng ating kapatid na lalaki o babae. May mga oras na naiinggit ako sa aking kapatid na walang pambihirang sakit. Maaari siyang maglaro ng isports at madaling makipagkaibigan. Naranasan mo na bang mainggit katulad ko, o naghangad na wala kang bihirang sakit?

Kapag nakikita o naririnig ng mga tao kung paano nakakaapekto sa atin ang sakit, tulad ng mga pagkakaiba ng ating mga mukha o katawan, o ang mga gamot o tool na kailangan natin, naiiba ang kanilang pakikitungo. Maaaring maging mausisa sila tungkol sa mga epektong ito, at maaari rin silang makaramdam ng pagkalito, pagkabagabag o pagkatakot.

Naging mausisa ka na ba? Nalito, nabagabag o natakot ka rin ba? Ang sagot ay marahil oo. Ang lahat ng tao ay nakakaramdam nito minsan. Maaari tayong makaramdam nito kapag nakaranas tayo ng panibago na hindi pa natin lubos maunawaan o matanggap kaagad.

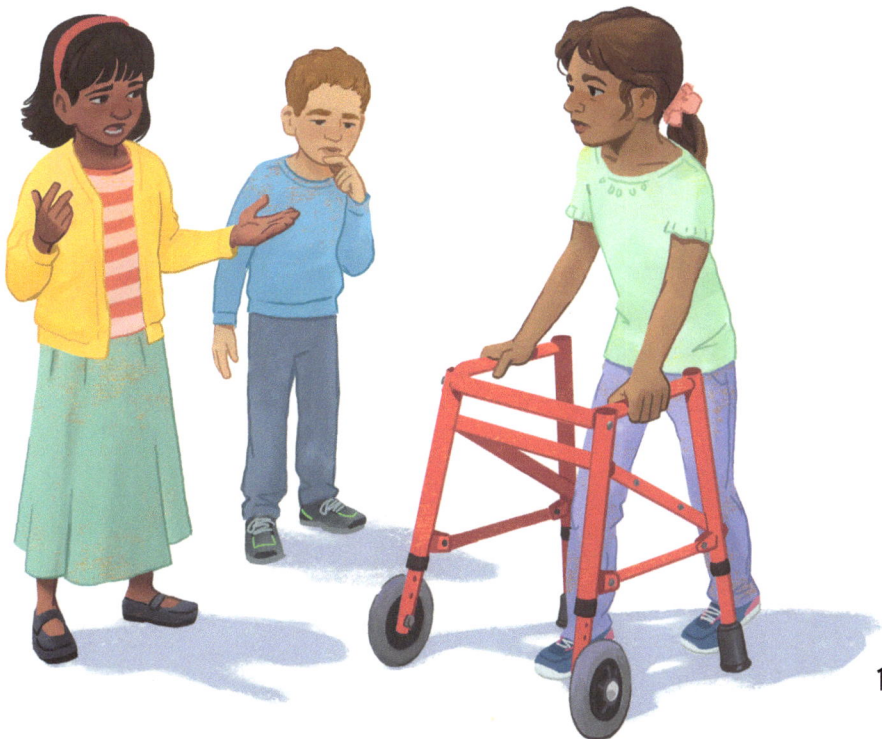

Kapag ang mga bata, tinedyer, o matatanda ay nakakaramdam ng kakaiba, nalilito, nababagabag, o natatakot, maaari nilang ipahayag ang kanilang mga saloobin o damdamin sa mga paraan na maaaring makasakit sa ating damdamin. Maaaring hindi nila sinasadyang sabihin ang mga salita o kumilos sa mga paraan na nagpapasama sa atin. Minsan, ang mga tao ay hindi mabait dahil pinaparamdam nito sa kanila na malakas sila. Kung nangyari iyon, ang pinakamahala-gang bagay na dapat tandaan ay hindi pa nila makita at maunawaan ang halaga ng iyong natatangi at kamangha-manghang pagkakakilanlan.

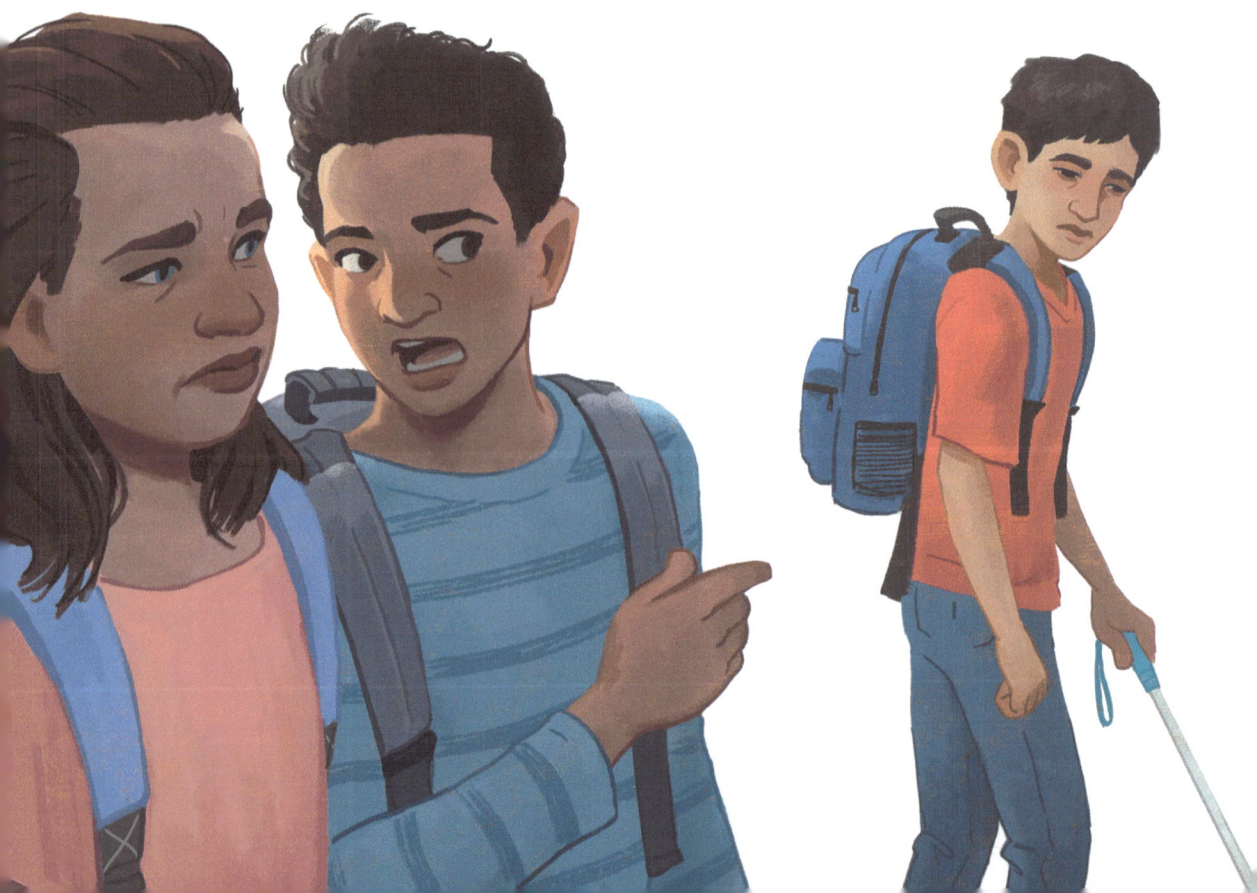

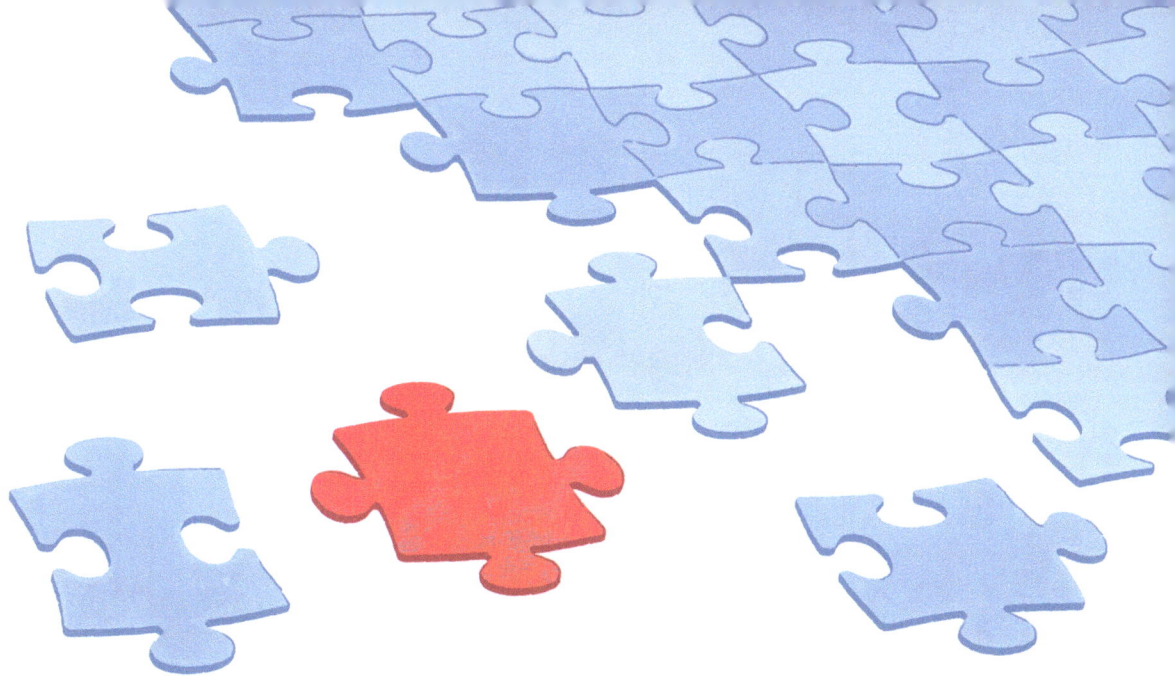

Hindi alam ng ibang mga tao na ang ating pagkakakilanlan ay binubuo ng maraming iba't ibang mga piraso, at hindi sila makakahanap ng ibang taong eksaktong katulad mo o katulad ko. Napapansin ng mga tao ang mga bagay na naiiba, at dahil doon, maaari silang magpokus sa isang piraso lamang ng ating pagkakakilanlan, tulad ng ating pambihirang sakit. Katulad ito ng pagtingin sa piraso ng puzzle sa halip ng kabuuan ng puzzle.

Maaari mong piliing tumulong sa mga tao na matuklasan ang iba pang mga piraso ng iyong pagkakakilanlan, tulad ng mga aktibidad na nasisiyahan ka o mga talento na mayroon ka.

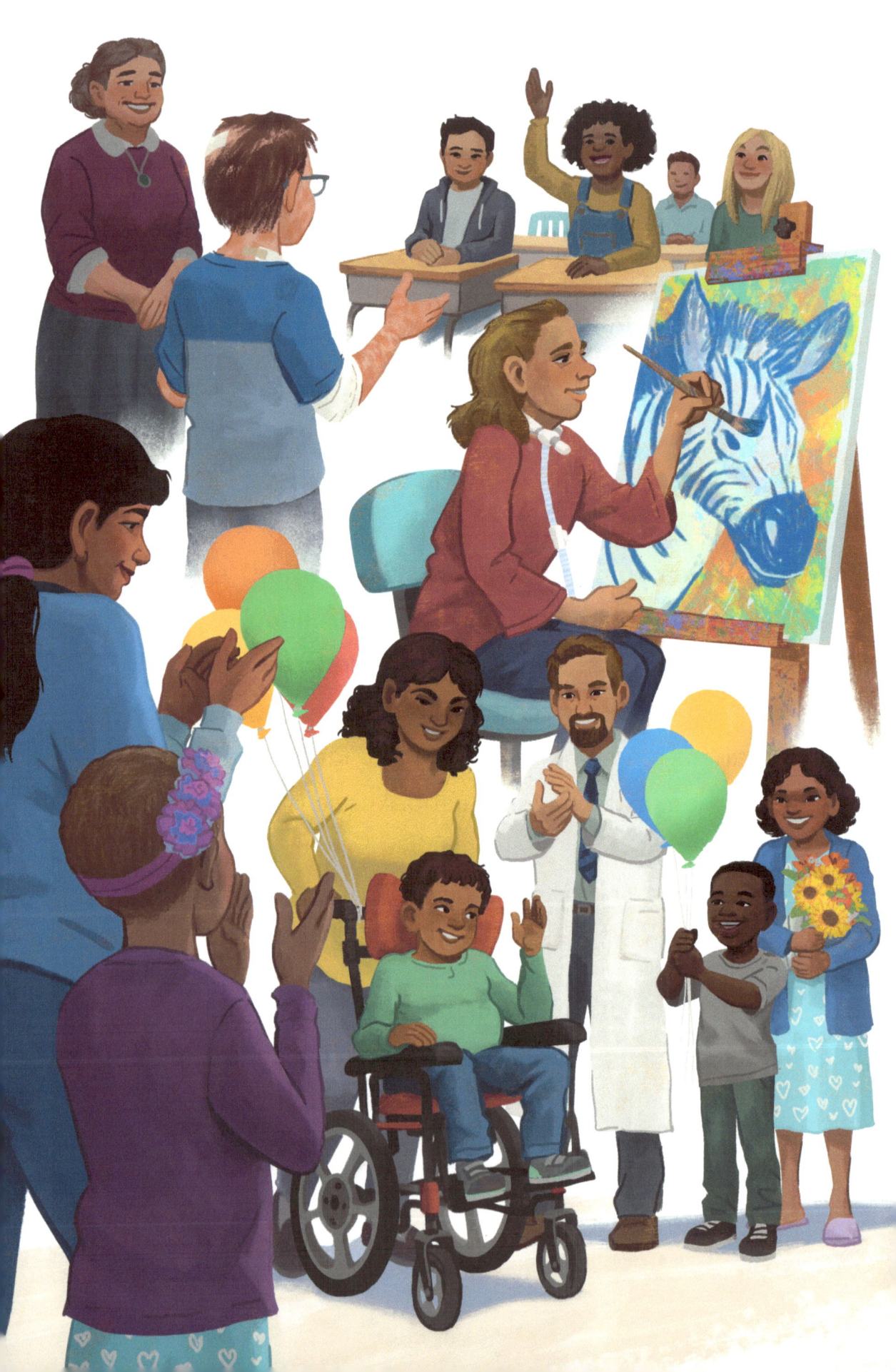

Maaaring mabigla kang marinig ito, ngunit alam mo ba na ang sinumang may pambihirang sakit-kahit isang bata-ay maaaring maging isang guro? Dahil ang pagkakaroon ng pambihirang sakit ay nagbibigay-daan sa atin na makita at maranasan ang buhay sa mga paraan na hindi magagawa ng iba. Tayo ang nagtuturo sa mga bata at matatanda ng lahat ng uri ng mga aral tungkol sa pagiging isang tao.

Halimbawa, maaari natin silang turuan paano maging matapang, matiyaga, at malakas. Maaari rin natin silang turuan tungkol sa katawan ng tao at kung paano naiiba ang paggana ng ating mga katawan. Pinakamaganda sa lahat, ikaw at ako ay may kapangyarihan na magbigay ng inspirasyon sa mga tao at mapatawa sila o makaramdam ng kagalakan!

Alam mo ba na ang pagkakaroon ng pambihirang sakit ay maaaring magbigay-daan sa atin na matuklasan at palaguin ang ating mga talento at katangian ng karakter sa kamangha-manghang paraan? Nalaman ko na maaari akong makipag-usap sa mga malalaking grupo ng mga nasa hustong gulang nang magsimula akong magbahagi ng mga kuwento tungkol sa aking buhay. At sa palagay ko, kahit na ipinanganak ako na mabait, ang pagkakaroon ng pambihirang sakit ay nagturo sa akin ng maraming bagay tungkol sa pagmamalasakit, o pag-aalaga sa mga pangangailangan at damdamin ng ibang tao. Ang pagtitiis sa lahat ng mga medikal na appointment at pagsusuri ay nagturo sa akin na maging mas matapang at mas malakas.

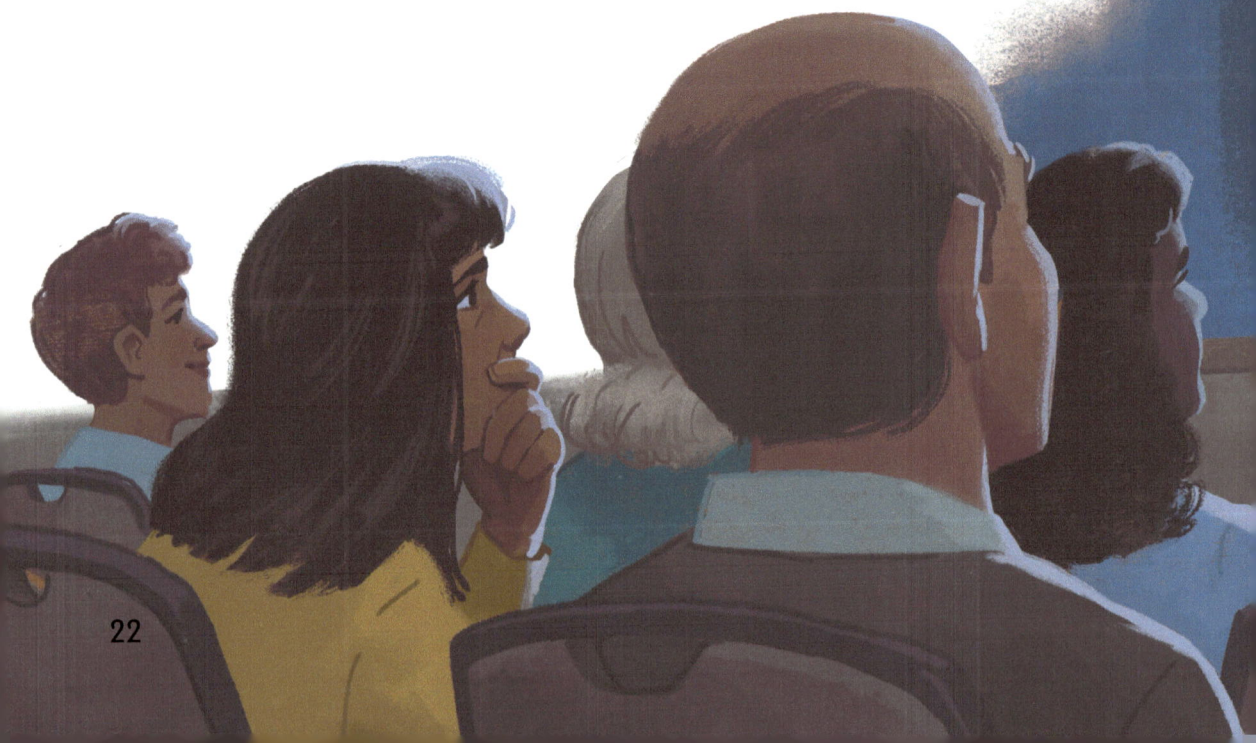

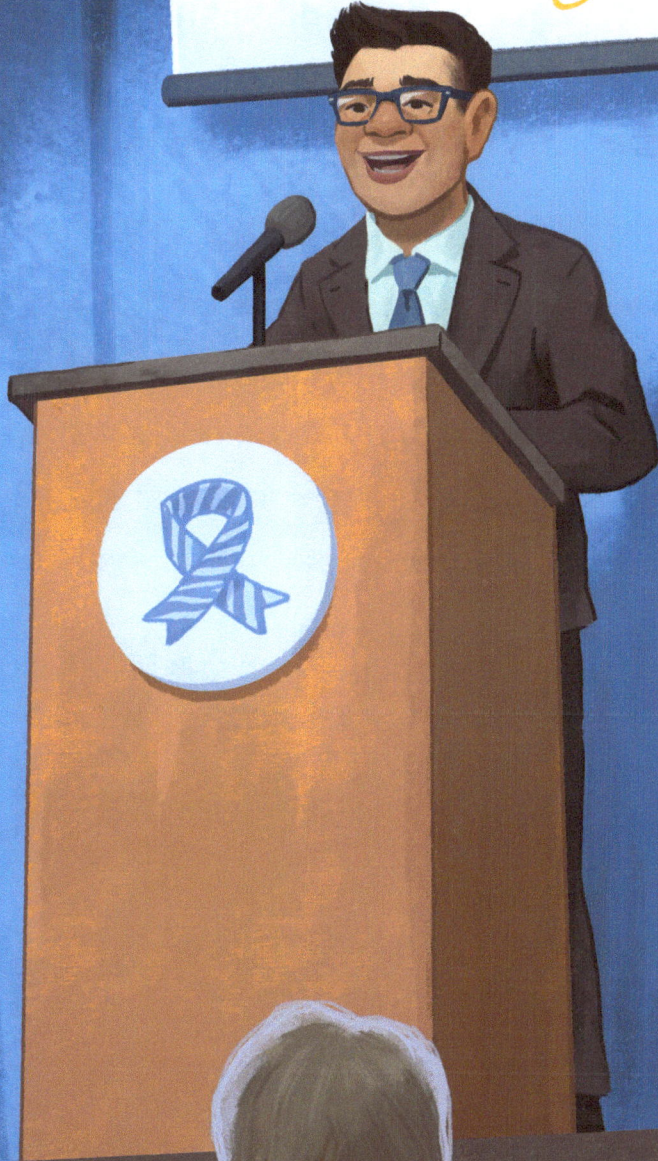

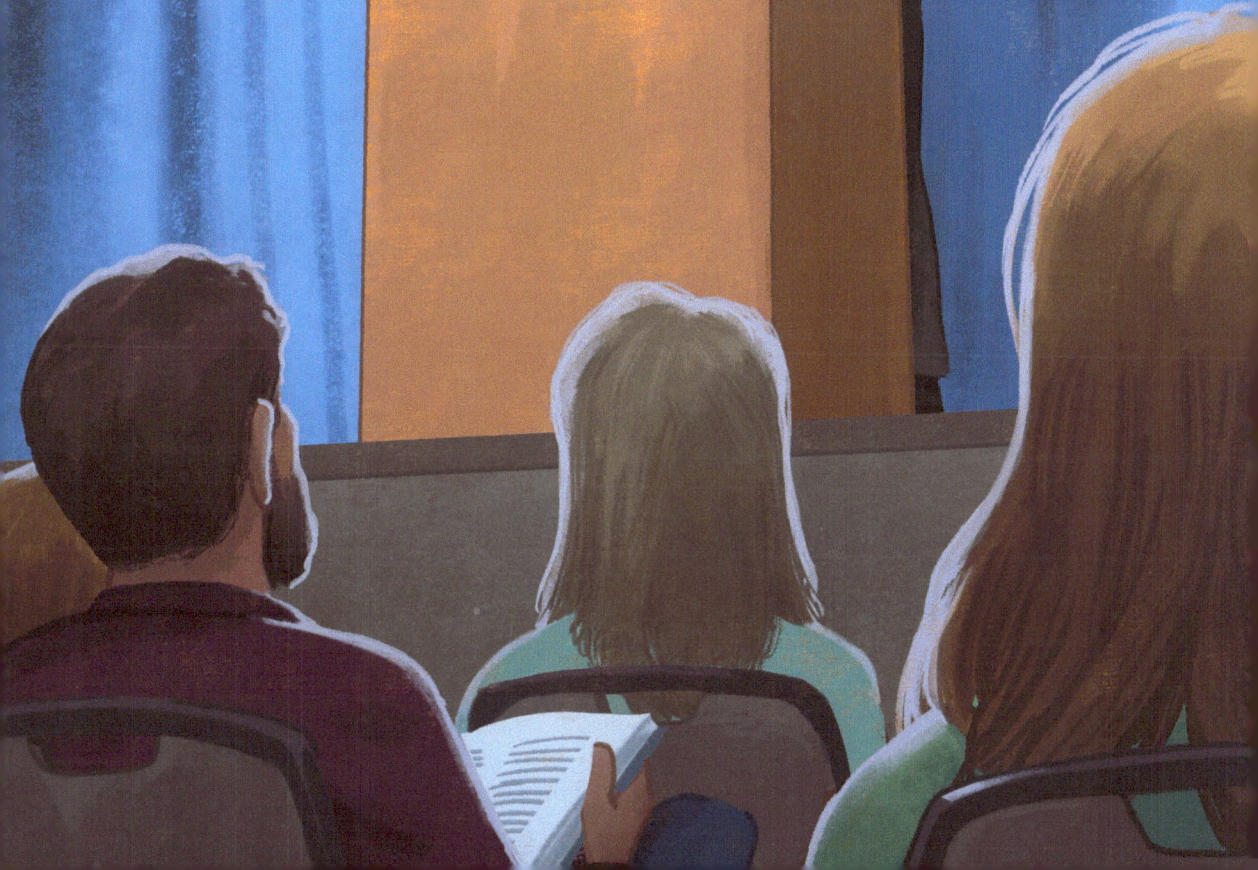

Oo, nakaramdam ako ng kalungkutan sa mga panahong lumalaki ako dahil sa aking pambihirang sakit, ngunit sa aking paglaki, nalaman ko na may iba pang mga bata at matatanda sa mundo na may parehong pambihirang sakit katulad ko.

Nakilala ko ang ilan sa kanila nang personal, at ang ilan sa kanila ay nakilala ko sa Internet. Kung ikaw at ang iyong pamilya ay nagsimulang maghanap sa internet, marahil ay makakahanap ka ng isang samahan na makakatulong sa iyo na makilala ang iba pang mga batang may kaparehong pambihirang sakit katulad mo.

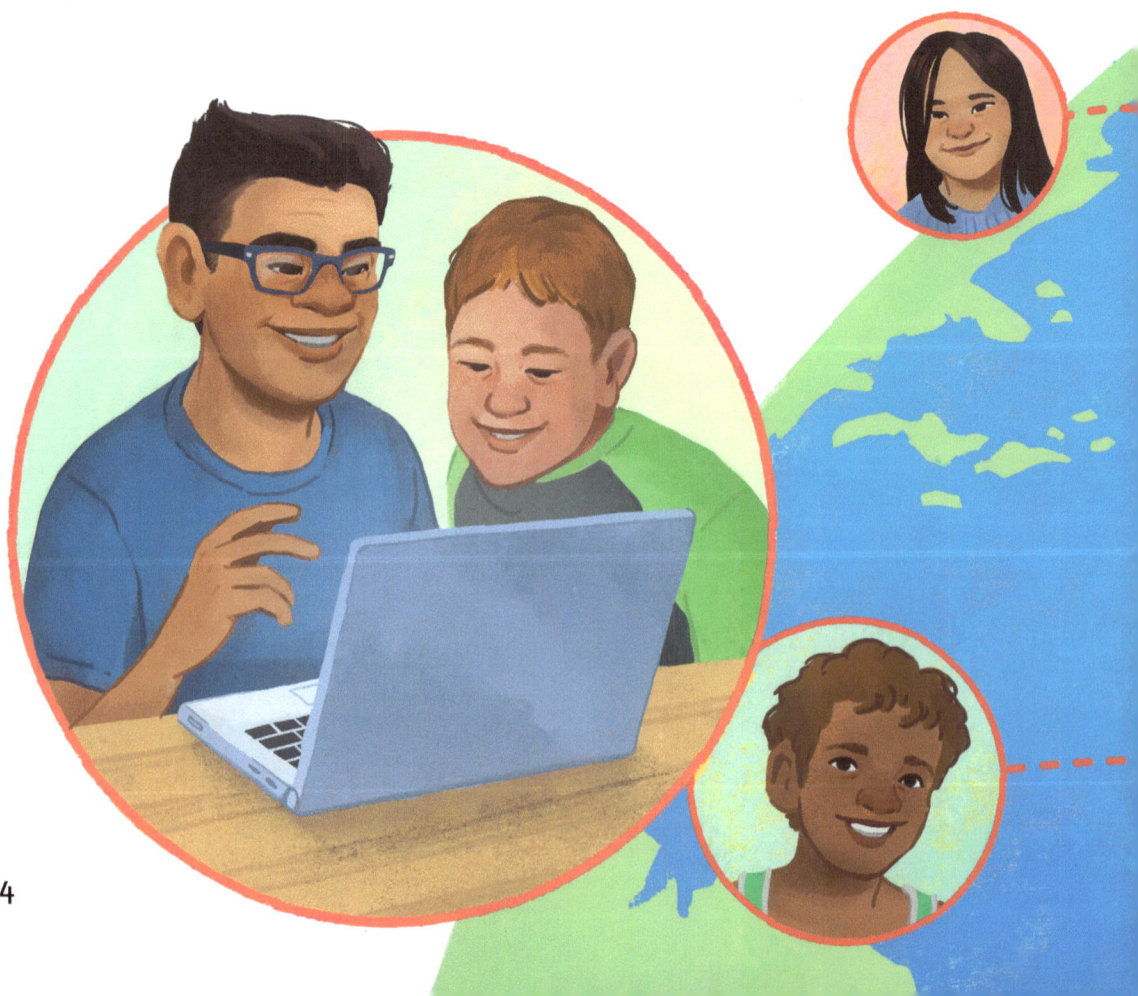

O, maaari kang makahanap ng mga bata na may pambihirang sakit na kakaiba sa iyo, ngunit nauunawaan pa rin nila ang iyong mga saloobin at damdamin. Ang iyong mga bagong kaibigan ay maaaring nakatira sa iba't ibang bansa sa buong mundo. Iyan ay kapana-panabik!

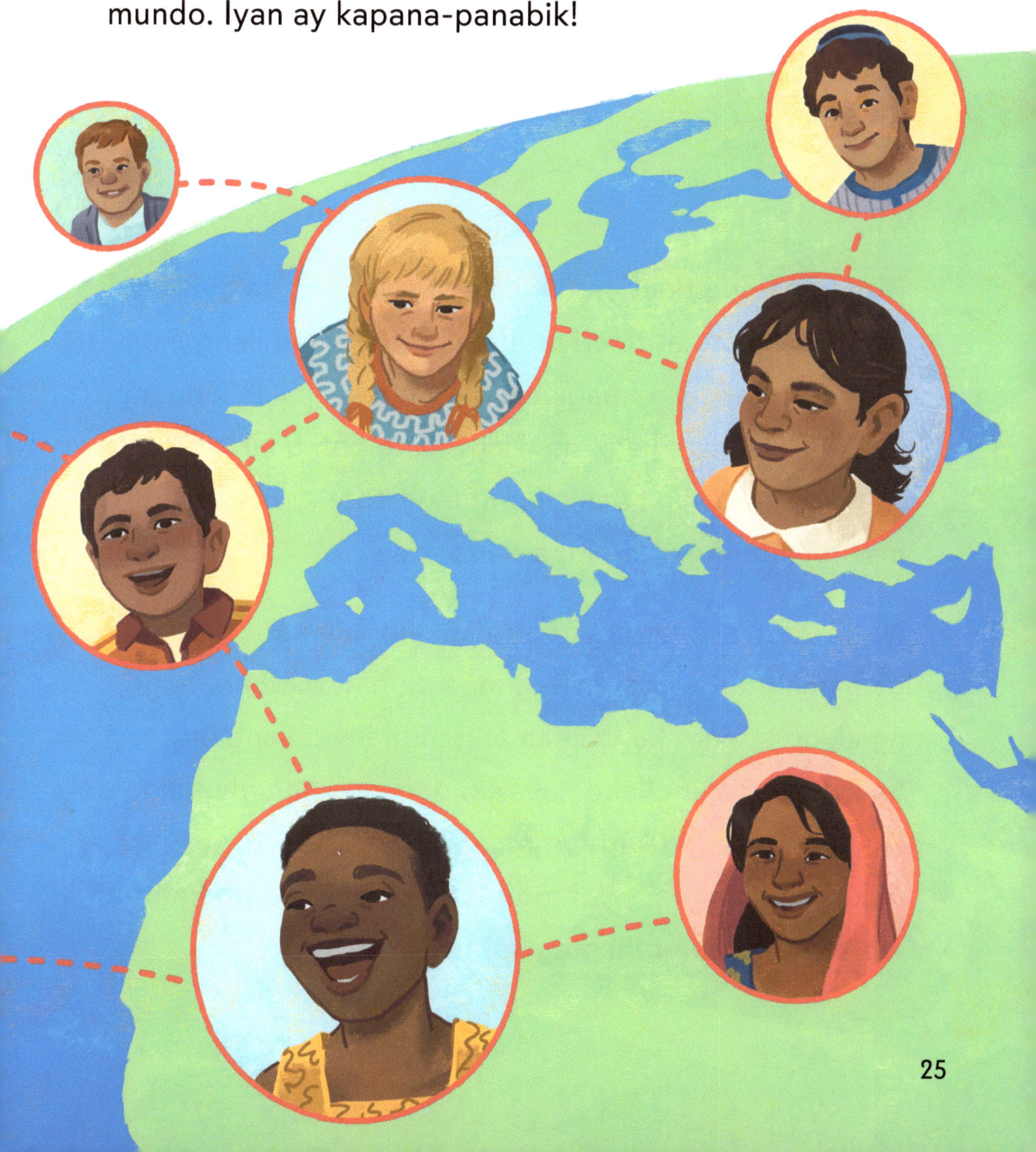

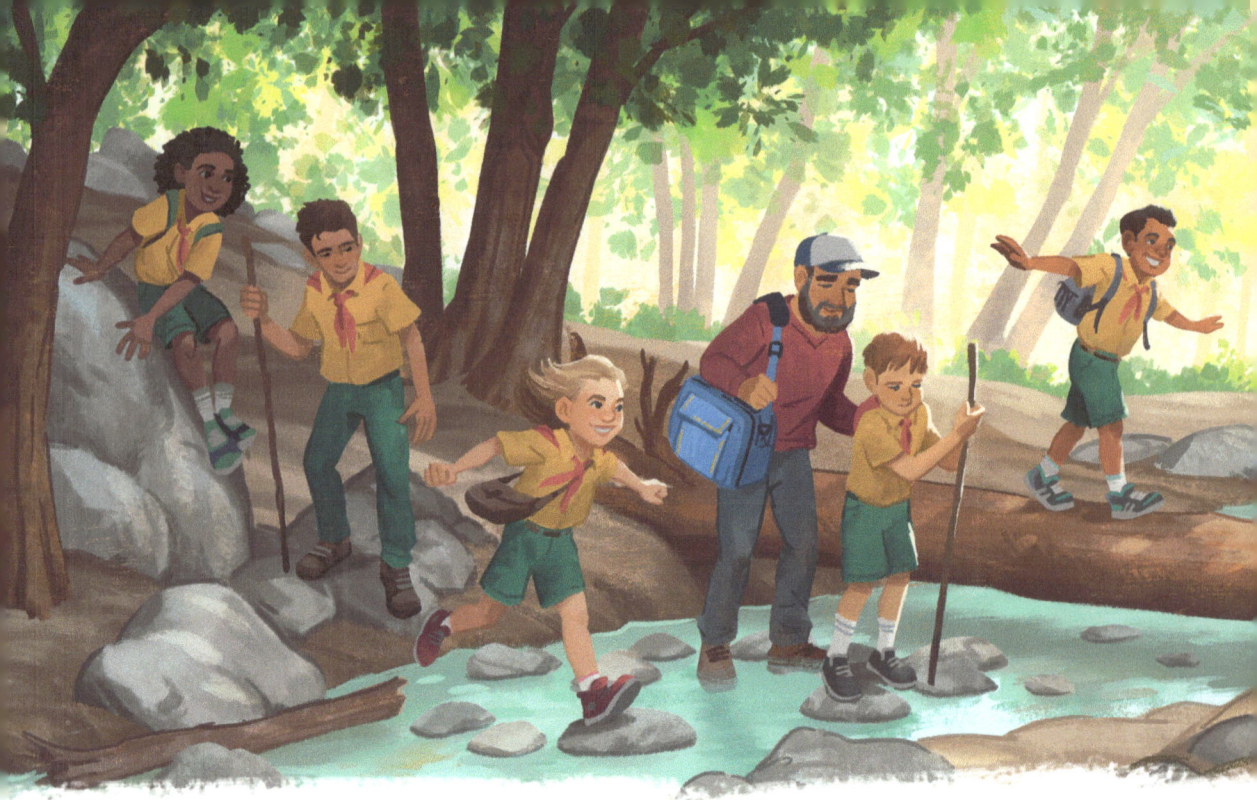

Noong naging tinedyer ako, napagtanto ko na may iba pang mga bata at tinedyer na mayroon ding ilang mga kapansin-pansin na pagkakaiba tungkol sa kanilang mga pagkakakilanlan, kahit na wala silang pambihirang sakit. Natuklasan ko rin na ang ilang mga bata at matatanda ay mas tumatanggap ng mga pagkakaiba.

Nagkaroon ako ng mga bagong kaibigan sa pamamagitan ng pagsali sa mga club at pagbabahagi ng aking talento kung saan ang mga ito kailangan. Sa kalaunan, hindi ako nakaramdam ng kalungkutan katulad ng dati. **Tandaan na ang lahat ng tao ay nakakaramdam ng kalungkutan kung minsan, kahit na wala silang pambihirang sakit.**

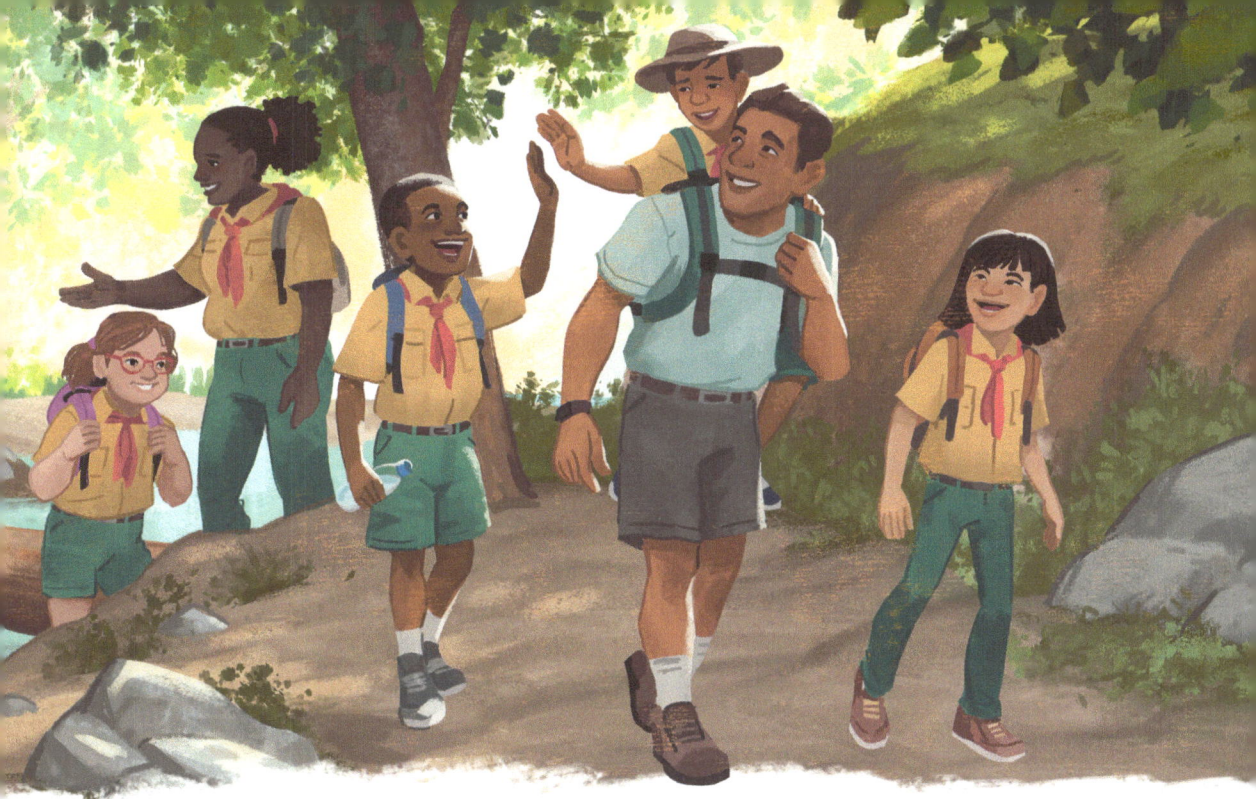

Isang bagay na gustong kong isipin mo ay ang *pagiging masaya*! Dahil lamang na mayroon kang pambihirang sakit ay hindi nangangahulugan na kailangan mong gumugol ng maraming oras at lakas sa pag-iisip tungkol dito. Gayundin, hindi mo na kailangan panoorin lamang ang ibang mga bata na gumagawa ng mga masasayang aktibidad. Basta isipin at lakasan mo lang ng loob, ikaw at ang mga nakatatanda sa iyo ay makakahanap ng mga paraan para makasali ka.

Gusto ko ang pangangaso ng kayamanan, kamping, skateboarding, at panonood ng mga laro sa football. Ano ang gusto mo? Marahil ay mayroon ka nang mga aktibidad na kinagigiliwan mo, at mas matutuklasan mo pa kung maghahanap ka ng mga bagong pakikipagsapalaran.

Ang pinakamahalagang tandaan mula sa ating aklat ay ikaw ay napaka-espesyal na tao dahil sa iyong natatanging pagkakakilanlan! At, hindi ka espesyal dahil lamang mayroon kang pambihirang sakit. Milyun-milyong tao sa mundo ang may ibang uri ng pambihirang sakit.

Espesyal ka dahil mayroon kang sariling natatanging pagkakakilanlan na binubuo ng maraming piraso, at ang pagkakaroon ng pambihirang sakit ay isa lamang sa mga ito.

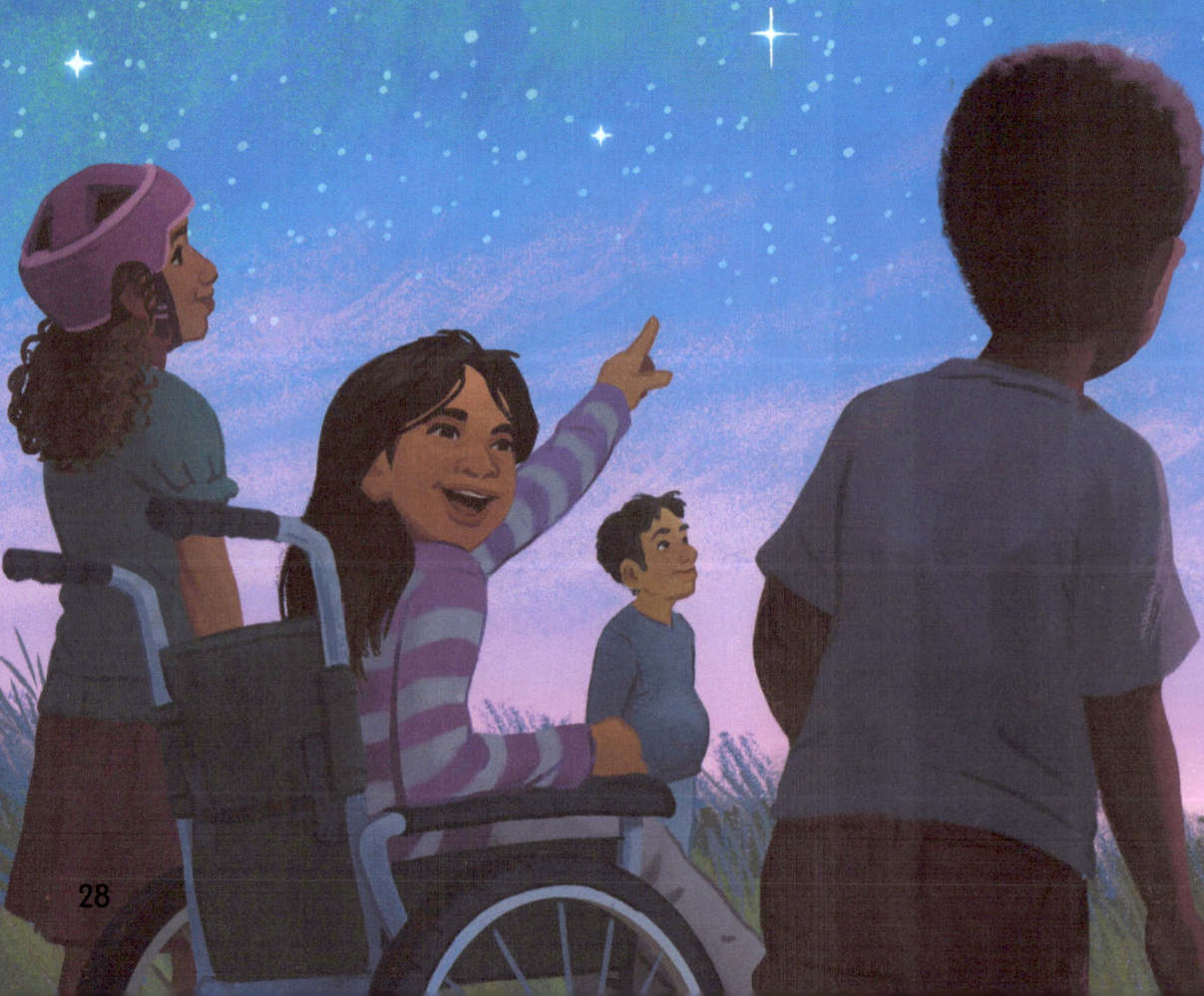

Ang iyong pambihirang sakit ay hindi bumubuo sa iyong buong pagkakakilanlan.

Maaaring hindi madali ang pamumuhay na may pambihirang sakit, ngunit kung tayo ay magtitiyaga, o hindi susuko, lalaki tayo na may maraming nalalaman tungkol sa ating pambihirang sakit.

Mayroon tayong natatanging layunin sa mundong ito, at ang ating mga pambihirang sakit ay maaaring gumanap ng isang mahalagang bahagi na makaka-tulong sa atin na maging PAMBIHIRANG mga indibidwal na hinahangad natin.

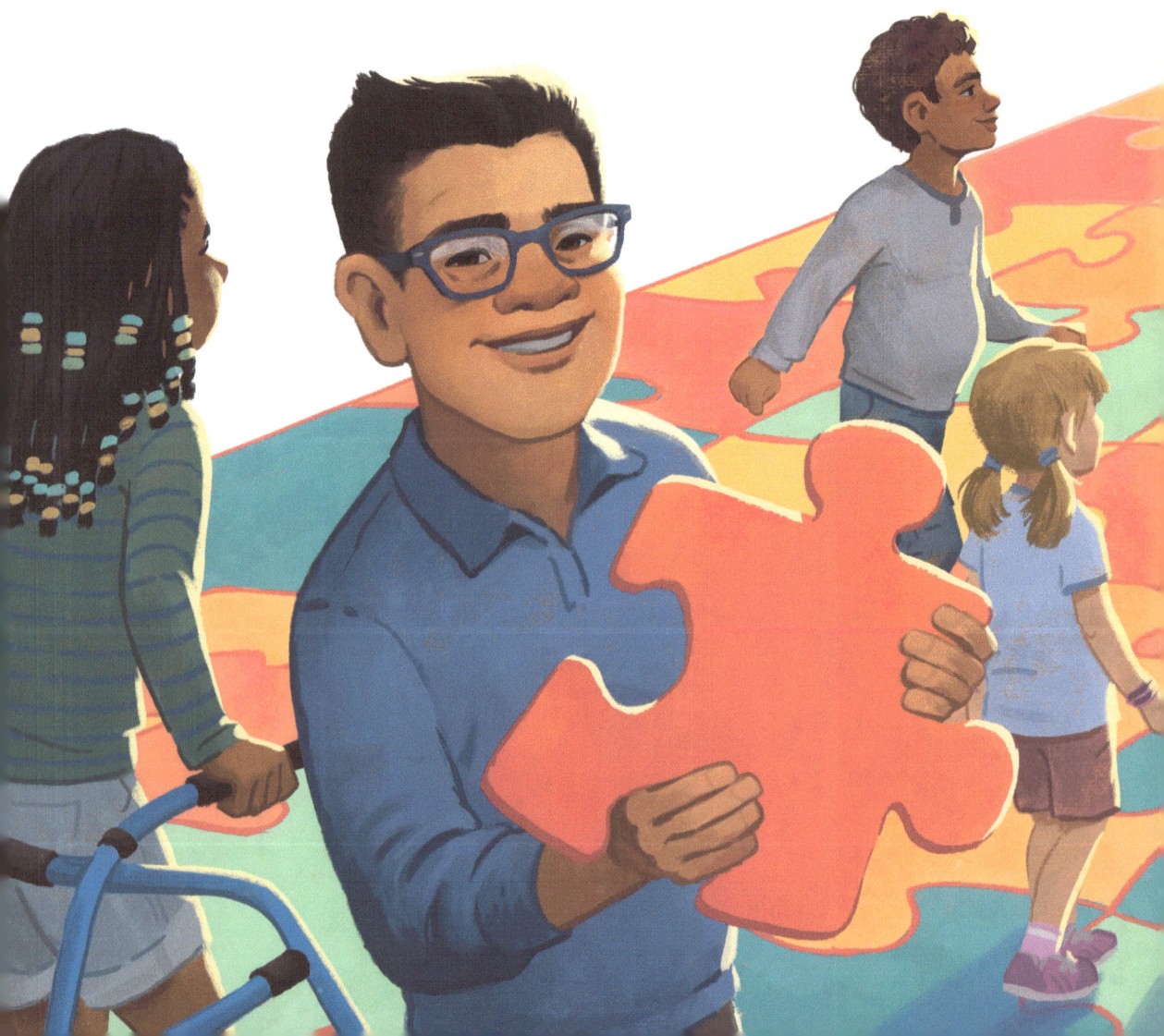

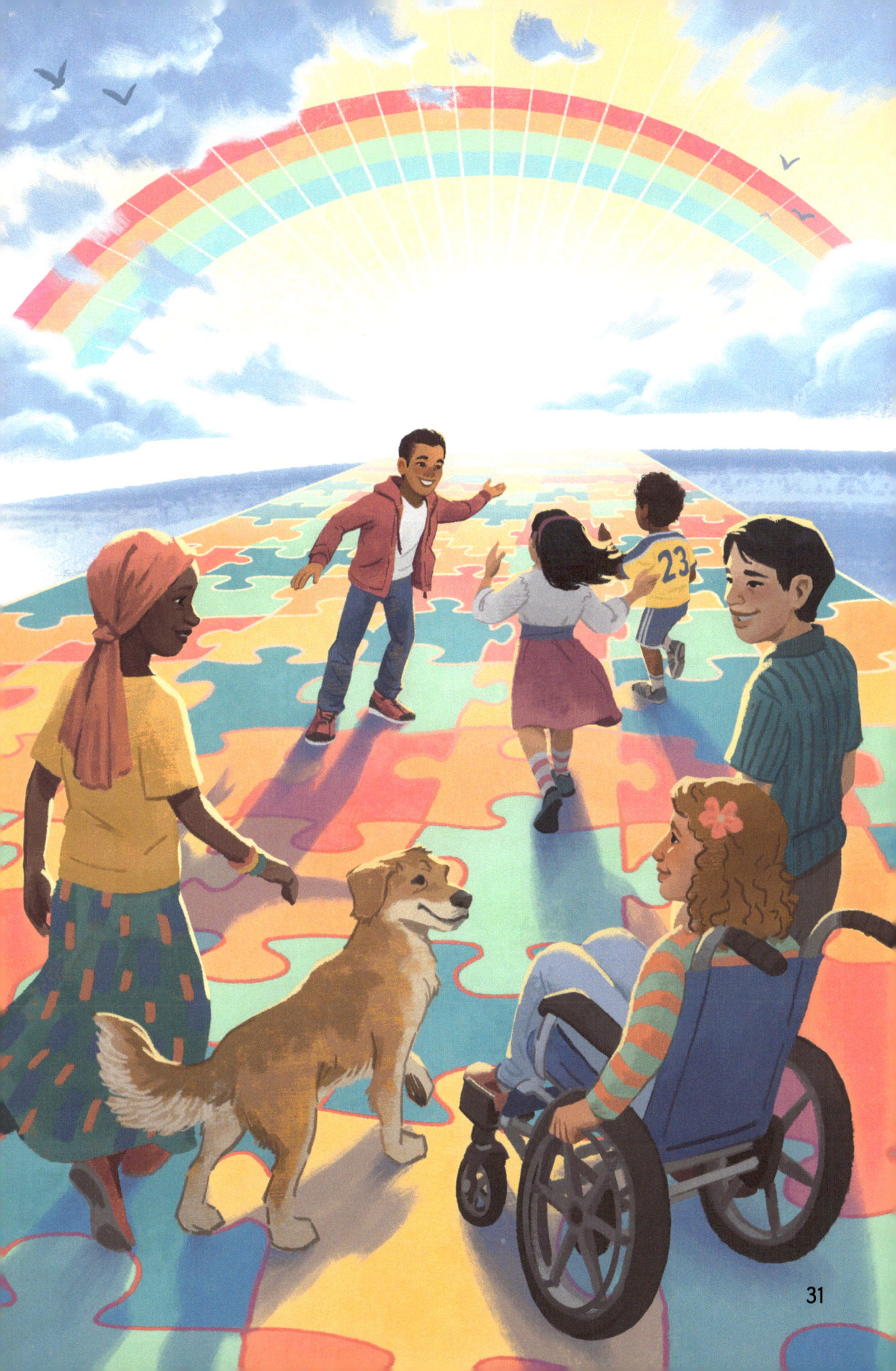

Tungkol sa mga Tagalikha

Sinulat nina **Evren at Kara Ayik** ang aklat na ito upang pasiglain ang mga bata na may mga pambihirang sakit kasunod ng pagtatapos ni Evren mula sa high school.

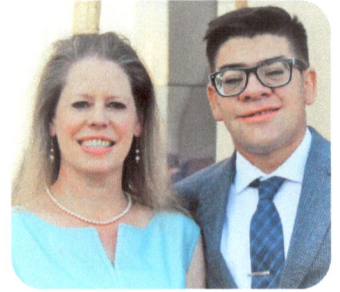

Nagsimula ang adbokasiya ni Evren para sa mga taong may Acid Sphingomyelinase Deficiency (ASMD) noong 2017 nang inanyayahan siyang magsalita sa FDA sa Maryland. Nagpatuloy siya sa pagsasalita sa mga madla sa iba pang mga estado tungkol sa buhay na may ASMD upang itaas ang kamalayan at suporta sa mga gamutan para sa mga pambihirang sakit. Noong 2019, nakuha niya ang ranggo ng Eagle Scout at naging delegado ng California Boy's State sa Sacramento. Si Evren din ang nagwagi ng prestihiyosong TORCH Award para sa adbokasiya ng pambihirang sakit mula sa Sanofi Genzyme. Plano niyang maging guro ng espesyal na edukasyon at ngayon ay nag-aaral sa California State University, Fresno.

Ang kanyang ina, si Kara, ay naging tagapagturo ng higit sa dalawampung taon at naniniwala na dapat linangin ng mga bata ang tunay na pagpapahalaga sa sarili at pagpapahalaga upang matulungan silang mag-navigate sa kanilang mga paglalakbay sa buhay. Ang pinakadakilang kagalakan at ipinagmamalaki niyang tagumpay sa buhay ay ang pagpapalaki sa kanyang dalawang anak na sina Evren at Erol. Higit sa lahat, hinahangad nina Evren at Kara na itaguyod ang pagiging maunawain at paggalang sa mga batang may pambihirang sakit at espesyal na pangangailangan.

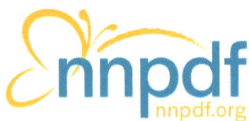

Matuto nang higit pa tungkol sa ASMD sa pamamagitan ng pagbisita sa National Niemann Pick Disease Foundation na website sa www.nnpdf.org

Sinaliksik ni **Ian Dale** kung paano mapapalakas ng visual art ang mga kuwento ng mga hindi gaanong nakikita sa atin. Siya ay madalas na gumuguhit para sa mga non-profit at nakabatay sa pananampalataya na mga organisasyon at publisher, at ang kanyang trabaho ay magagamit sa mga bata sa buong mundo. Si Ian ay nakatira sa Southern California kasama ang kanyang asawa at dalawang maliliit na anak. Tingnan ang higit pa sa kanyang trabaho sa www.iandale.net.

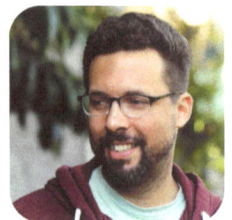

www.ingramcontent.com/pod-product-compliance
Lightning Source LLC
Chambersburg PA
CBHW061146030426

42335CB00002B/122